Primera edición: julio de 2020
Segunda edición: julio de 2020
Título original: *1 kai 30 byō risō no taikei ga tenihairu karada bi chōritsu mesoddo*

© Y. Mizoguchi, 2019
© de la traducción, Madoka Hatakeyama, 2020
© de esta edición, Futurbox Project S. L., 2020
Todos los derechos reservados.
Publicado originalmente en japonés por Nippon Jitsugyo Publishing Co. Ltd.

Diseño de cubierta: Taller de los Libros

Publicado por Kitsune Books
C/ Aragó, n.º 287, 2.º 1.ª
08009, Barcelona
www.kitsunebooks.org

ISBN: 978-84-16788-77-4
THEMA: VFM
Depósito legal: B 11454-2020
Preimpresión: Taller de los Libros
Impresión y encuadernación: INO Reproducciones
Impreso en España – *Printed in Spain*

YOKO MIZOGUCHI

UN CUERPO PERFECTO EN

3 MINUTOS

El secreto para mejorar tu postura y conseguir una
figura esbelta con solo tres minutos al día

TRADUCCIÓN DE
Madoka Hatakeyama

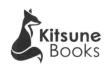

Kitsune Books

ÍNDICE

Prólogo

Encantada de saludarte. Soy Yoko Mizoguchi, también conocida como Hako, la autora de *Un cuerpo perfecto en 3 minutos*. En este libro, te propongo un método que se basa en destensar y ajustar las articulaciones más importantes del cuerpo para que recuperes la movilidad natural y consigas un cuerpo de ensueño sin grandes esfuerzos. Con este método, disfrutarás de una vida feliz y obtendrás un cuerpo mucho más sano.

No importa la edad que tengamos: todas las mujeres deseamos tener un cuerpo activo y flexible.
¿Haces algún tipo de ejercicio habitualmente?
Yoga, pilates o ejercicios de musculación son algunas de las actividades que más se practican, pero, por desgracia, a mucha gente le cuesta establecer una rutina.
Si tu problema es este, no te preocupes: este método te ayudará a conseguir tus objetivos.

- Es un programa de ejercicios sencillos
- Cada ejercicio dura menos de 30 segundos
- Podrás realizarlos en cualquier lugar
- Los movimientos son agradables

Si todavía no te he convencido, te enumero más ventajas:

- Notarás cambios físicos inmediatos
- También te proporcionará un efecto *lifting* en el rostro
- No requiere esfuerzo alguno. Es fácil y agradable

Olvídate de hacer grandes esfuerzos

Cuando practicas algún tipo de ejercicio y aprecias cambios físicos inmediatos, tienes ganas de continuar, ¿verdad? Sientes que no tienes que hacer un esfuerzo excesivo para obtener resultados.

El deporte no motiva a todo el mundo. Cuando los efectos no son visibles de inmediato, algunas personas tiran la toalla, incluso antes de empezar, y esto se debe fundamentalmente a la tensión de los músculos. ¿Por qué?

Cuando careces de flexibilidad, debes esforzarte más.

¿Qué ocurre cuando practicas ejercicios o estiramientos, pero tus músculos están tensos?

Las articulaciones no trabajan correctamente y tan solo empleas los músculos exteriores en cada movimiento.

Como consecuencia, tu cuerpo estará rígido y te resultará más complicado moverte, pues, al forzar los músculos, estos se tensarán más y te sentirás como si llevaras una armadura rígida y pesada.

Hacer estiramientos no es mala idea, pero debes complementarlos con algún ejercicio previo.

Una vez te hayas liberado de la tensión en los músculos, moverás las articulaciones sin necesidad de grandes esfuerzos. Tan solo deberás destensar y ajustar las articulaciones.

Siéntete cómoda en tu propio cuerpo

En general, las personas que cuidan de su cuerpo se mueven de manera más natural y son más flexibles. Al reducir la tensión muscular con este método, te sentirás más relajada y, al mismo tiempo, notarás un cambio en tu postura.

A menudo, quienes lo han practicado, se sorprenden y me dicen que no sabían que era tan agradable mantener una postura correcta. Al conseguir y mantener una buena postura, te sentirás mucho más cómoda en tu propio cuerpo.

No obstante, es probable que muchas personas piensen: «¿Es posible conseguir una postura perfecta sin grandes esfuerzos?».

Esta duda se debe a que la mayoría de nosotros tenemos en mente que la postura correcta consiste en:

- Abrir el pecho
- Acercar los omóplatos
- Tensar los músculos de las nalgas
- Forzar los músculos de los muslos y de las rodillas para que las piernas queden rectas

Sin embargo, todo esto provoca un efecto adverso.

Es muy posible que te sientas identificada con esta descripción, pero no te preocupes. Con mi método, corregirás tu postura corporal sin problema. Yo misma lo logré.

Así nació este método

Empecé a practicar *ballet* clásico a los siete años. Durante mi infancia, desarrollé una admiración cada vez mayor por los cuerpos de las bailarinas occidentales: sus movimientos eran flexibles y elegantes, y, además, tenían las piernas largas, esbeltas y rectas.

Todos los días, miraba un calendario en el que había una foto de la sala de ensayos de una academia de *ballet* de algún país europeo y me preguntaba: «¿Por qué mis piernas no son como las suyas?»; «¿Por qué mis movimientos no son tan elegantes como los suyos?». Practicaba muchísimo, pero, por mucho que me esforzara, había algo distinto. Probablemente, esta experiencia fue el comienzo del desarrollo de mi método.

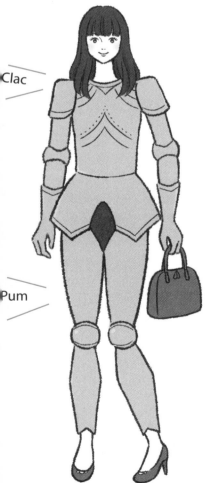

Clac

Pum

Mi admiración por los cuerpos esbeltos

Durante la adolescencia, no dejaba de hacerme la misma pregunta: ¿cómo podía conseguir yo el cuerpo de una chica occidental? Sabía que debía adoptar una buena postura: estirar el cuello y el cuerpo; contraer el abdomen e intentar llevar el centro de gravedad hacia arriba, pero mi cuerpo nunca respondía por completo a mis exigencias. Fue entonces cuando comprendí que carecía de flexibilidad.

Cuando estudiaba en la escuela secundaria, compré una película en la que una supermodelo practicaba ejercicios y, mientras observaba su rutina, cada noche, creé mi propio método.

La conmoción

Con el paso de los años, seguí buscando el cuerpo perfecto. Estaba aprendiendo a transformar mi cuerpo y a mantener una postura correcta, incluso mientras caminaba, al mismo tiempo que practicaba *ballet* clásico. Sin embargo, un día sufrí una lesión de rodilla y me llevaron al hospital. Allí, el médico que me atendió descubrió cuál era el problema: era patizamba.

—Si quieres bailar de manera profesional, deberías operarte en Estados Unidos. Si no es el caso, limítate a no realizar movimientos bruscos ni forzados.

Me quedé en estado de *shock*. Intentaba mejorar mi postura, y, como resultado, obtuve una lesión.

Después de esto, fui a rehabilitación con un entrenador y cambié mi opinión sobre el cuerpo: ya no me interesaba mejorar solo el exterior, sino la funcionalidad y la anatomía del cuerpo.

El proceso de investigación

Años después, obtuve el título de profesora de yoga y pilates, y abrí una academia, donde yo misma entrenaba, y es que, después de casarme y de dar a luz, me percaté de que mi cuerpo había cambiado.

Mientras tanto, seguí investigando cuál era la mejor manera de conseguir un cuerpo flexible sin necesidad de grandes esfuerzos. No obstante, a pesar de consultar a numerosos especialistas, tanto japoneses como extranjeros, ninguna respuesta me parecía adecuada.

La respuesta

Un día, mientras leía el periódico, encontré un artículo: «Elimina la tensión de las caderas y siéntete mucho más cómodo en tu propio cuerpo».

Mi madre, que sufría de dolores de cadera, se animó a probar los ejercicios que mencionaba el artículo. Más adelante, admitió sentirse mucho mejor tras haberlos realizado. Animada por su mejoría, hice lo mismo. Al cabo de poco tiempo, noté que mis articulaciones estaban más relajadas y que mis caderas empezaban a desbloquearse.

Busqué el contacto de la autora del artículo y acabé visitando la clínica STUDiO PiVOT, donde trabajaba. Allí, me terminaron de desbloquear las caderas. Quedé impresionada con el resultado; con solo unos pequeños movimientos, redujeron la tensión que acumulaban mis piernas y me las enderezaron. Después de treinta años de esfuerzo e investigación sin obtener resultado alguno, llegué a la conclusión de que podemos movernos con mayor suavidad y trabajar mejor nuestro cuerpo si está destensado.

Apliqué esta teoría a mis programas de yoga, pilates y *ballet* y analicé los resultados: así nació el método del ajuste corporal.

¿Cómo está tu cuerpo?

Mientras trataba de solucionar mi problema y corregir la forma de mis piernas, nunca se me ocurrió pensar en que «la respuesta estaba en mi interior».

Quería conseguir el cuerpo de las chicas occidentales y me forzaba para ello. Sin embargo, estos esfuerzos tenían el efecto inverso y me alejaban cada vez más del cuerpo de ensueño: una figura flexible y elegante.

La clave son las articulaciones de las caderas y la pelvis

Si desbloqueas las articulaciones de las caderas y la pelvis y reajustas el cuerpo, te ejercitarás de manera natural, obtendrás un cuerpo sano y flexible, y serás capaz de realizar movimientos elegantes y naturales.

Conseguirás un cuerpo más flexible y bonito

Mi cuerpo se transformó poco a poco. Al principio, me movía con los músculos exteriores y no tenía ningún tipo de flexibilidad. Sin embargo, mi figura cambió gradualmente gracias a la práctica.

El volumen del tren inferior, que siempre había sido el mismo, empezó a reducirse y mis piernas se enderezaron. Como consecuencia, el dolor crónico de caderas que sufría y la hinchazón de las piernas desaparecieron. ¡Estaba contentísima con los resultados!

Con este método —que he desarrollado a lo largo de treinta años—, conseguirás un cuerpo flexible, ligero y bonito de manera fácil.

¿A qué esperas? Con unos simples ejercicios, desbloquearás y reajustarás el cuerpo y obtendrás una mayor flexibilidad.

Ha llegado el momento de que te deshagas de la armadura que has llevado durante tanto tiempo y que consigas el cuerpo bonito, esbelto y fuerte que siempre has deseado.

Reajusta tu cuerpo
Antes ⟹ Después

En mi estudio, ofrezco cursos de seis sesiones de ejercicios de reajuste corporal. Una o dos veces al mes, los alumnos vienen al estudio para aprender los ejercicios básicos y corregir su postura. Muchos vienen de lejos, por lo que toman una clase al mes y terminan el curso en seis meses. Después, utilizan los conocimientos adquiridos para continuar la práctica en casa. Los efectos del método se ven de inmediato, lo que motiva a los alumnos. Estas son solo algunas opiniones de alumnos que han mejorado su figura gracias a este método.

Reduje el volumen de mis caderas

Sra. H
(entre 40 y 50 años)

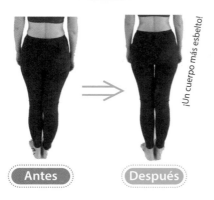

¡Un cuerpo más esbelto!

Antes   Después

Antes

No me gustaba tener la espalda encorvada. Además, tenía los muslos muy voluminosos y el cuerpo en forma de pera.

Después

Siempre había tenido el tren inferior voluminoso, pero, después de seguir este método durante un mes y medio, tanto mi pelvis como las caderas se desbloquearon y mi figura se estilizó.

La opinión de la señora H

En solo un día, corregí la postura de la espalda. Además, he notado un cambio general en mi figura: ahora tengo las caderas más estrechas y los muslos menos voluminosos. ¡Tanto mi pareja como mis amigos están sorprendidos con el resultado!

Un cuerpo más flexible
con movimientos sencillos

Sra. Mayumi
(entre 50 y 60 años)

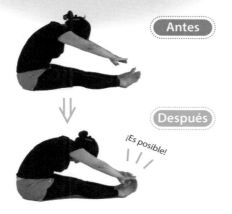

Antes

Después

¡Es posible!

Nunca me ha gustado mi tren inferior, sobre todo los muslos voluminosos y los tobillos hinchados.

Después

Con el método del ajuste corporal, destensé tanto las caderas como los muslos. Me sentí como si me hubiera liberado de una armadura y empecé a notar una mayor flexibilidad.

La opinión de la señora Mayumi

Los sencillos movimientos de los ejercicios de este método me ayudaron a destensar el cuerpo y a ganar flexibilidad.

Antes

Acudí al estudio porque no me gustaban mis piernas arqueadas. Con el paso del tiempo, las tenía cada vez más abiertas y empezaba a estar preocupado.

Después

Hay un año de diferencia entre las fotos. Mis piernas han mejorado muchísimo y tengo las articulaciones de las caderas mucho más relajadas. Noto que he mejorado muchísimo gracias a estos ejercicios.

La opinión de la señora N.

Siempre he tenido las piernas curvadas y creía que no podía hacer nada para remediarlo. Asistí al estudio de Hako para probar y quedé sorprendida con el resultado. Ahora sé que, a pesar de mis sesenta años, puedo mejorar mi cuerpo.

Las piernas
se enderezaron

Sra. N
(entre 60 y 70 años)

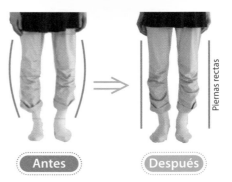

Piernas rectas

Antes

Después

Por más deporte que hiciera, no obtenía resultados...

Sra. M
(entre 20 y 30 años)

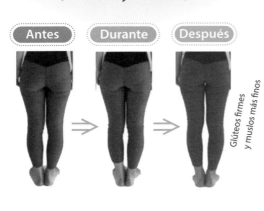

He probado muchas dietas. Siempre he tenido el tren superior delgado, pero no había forma de reducir el volumen del inferior.

Después

En solo un par de días, vi resultados. Tras un año practicando el método, me veo totalmente cambiada. He tonificado los glúteos y el volumen de los muslos se ha reducido de forma natural.

La opinión de la señora M

Practico el método a diario, ya que los ejercicios son fáciles y entretenidos. Lo recomiendo a todas aquellas personas que tengan el mismo problema que tenía yo.

Antes

Tenía un torso muy voluminoso y me costaba moverme, por lo que me resultaba casi imposible adelgazar.

Después

Las fotos son de antes y después de una clase. Al destensar y ajustar el cuerpo, mejoré la postura y los órganos volvieron a su sitio. Al abrir los hombros y subir el pecho, el volumen de la tripa disminuyó... ¡y sin meter barriga!

La opinión de la señora F

Me sorprendió ver resultados, porque los movimientos son mínimos. Además, ahora me muevo con más facilidad y he perdido volumen. Seguiré practicando en casa.

Noté resultados después de solo una clase

Sra. F
(entre 60 y 70 años)

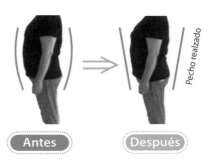

Me veo la cara más delgada con solo una clase

Sra. Seiko
(entre 30 y 40 años)

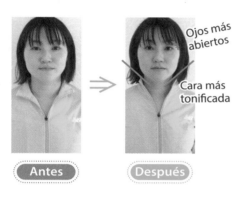

Ojos más abiertos

Cara más tonificada

Antes → Después

Antes

Antes

Nunca me ha gustado tener la cara redonda, pero, a partir de los treinta, empecé a preocuparme por la flacidez y la hinchazón.

Después

Mi postura corporal se ha equilibrado. También siento que la zona entre la espalda y los hombros está mucho más relajada. Todo esto me ha ayudado a reducir la flacidez y la hinchazón facial. Aprecié el cambio tras una clase, sobre todo el efecto *lifting* en el contorno de los ojos.

La opinión de la señora Seiko

Los ejercicios son fáciles y agradables incluso para las personas a las que no les gusta hacer ejercicio. Tras la clase, noté que mi perfil estaba más tonificado y me veía los ojos más bonitos.

Antes

Tenía muchos problemas: las piernas arqueadas, las caderas desequilibradas y los hombros encogidos, entre otras cosas. Quería mejorarlo todo.

Después

Gracias a este método, desbloqueé la pelvis y las caderas, toda mi figura mejoró. El cambio en las piernas, por ejemplo, es más que evidente.

La opinión de la señora R

Al principio, era escéptica porque los ejercicios me parecían demasiado sencillos. Sin embargo, el resultado me sorprendió. Cualquiera puede hacerlos, aunque no tenga mucho tiempo libre.

Mi figura mejoró en general

Sra. R
(entre 40 y 50 años)

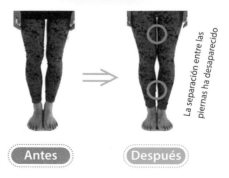

La separación entre las piernas ha desaparecido

Antes → Después

Capítulo 1

¿Tu armadura te impide adelgazar?

¿En qué consiste el método del ajuste corporal?

¿Llevas una armadura innecesaria?

Es posible que, a pesar de practicar ejercicio, nunca hayas obtenido el cuerpo que deseas. Aunque te pongas a dieta, no reduces el volumen del tren inferior. No sabes cómo remodelar tu figura en forma de pera ni tampoco sabes qué hacer con los muslos y las pantorrillas voluminosos. Bajas de peso, pero la tripa no desaparece por muchos estiramientos o yoga que hagas… Mis alumnos llegan a mi estudio con todos estos problemas.

Tal vez hayas probado varios métodos o programas de ejercicios. Aun así, no has logrado el resultado que esperabas y, si lo has hecho, puede que tu cuerpo haya recuperado su forma anterior y hayas tirado la toalla…

Pero no te preocupes: nunca es tarde para solucionar estos problemas.

El hecho de que tu cuerpo no responda a todos tus esfuerzos tiene una explicación.

Como he comentado en el prólogo, es posible que lo estés forzando sin darte cuenta, como si llevaras una armadura, y esto te impide adelgazar.

Si careces de flexibilidad en las articulaciones, te resultará más difícil moverte con suavidad y necesitarás la fuerza de los músculos para equilibrar el resto del cuerpo.

Imagina que tienes los hombros y las pantorrillas hinchados y tensos, por lo que no puedes moverte con comodidad. Estar tenso o hinchado no tiene nada que ver con estar gordo o delgado. La tensión muscular o la falta de flexibilidad afecta tanto a quienes tienen una buena postura, personas que hacen ejercicio con regularidad o quienes se consideran bastante flexibles.

Si tu cuerpo no es flexible, forzarás los músculos. Al moverte así, tu cuerpo trabaja de una forma muy similar a cuando realizas ejercicios musculares y, como consecuencia, desarrollas una armadura muy fuerte.

¿Cómo te mueves con la armadura puesta? Si tu armadura es pesada y dura, tendrás que esforzarte más para moverte. Así, cuanto más fuerces y trabajes los músculos, más te costará moverte y más pesada se volverá tu armadura.

Practicar ejercicios o caminar con una armadura puesta es casi lo mismo que practicar ejercicios musculares con pesas. ¿Eres consciente de que eres tú quien provoca que tu cuerpo esté más cansado y tenso?

Siéntete más ligera

El método del ajuste corporal ayuda a destensar el cuerpo con solo unos sencillos ejercicios. Gracias a ellos, tu cuerpo se transformará sin necesidad de ningún tipo de esfuerzo adicional.

Los ejercicios de este programa consisten en unos movimientos sencillos que no requieren añadir una carga al cuerpo.

Los sencillos ejercicios que propongo te ayudarán a destensar y relajar tanto la pelvis como otras articulaciones. Poco a poco, con la práctica, el cuerpo recuperará sus movimientos naturales.

No es necesario que hagas ejercicios demasiado complicados ni dedicar mucho tiempo para ajustar el cuerpo. Solo necesitas treinta segundos para cada ejercicio.

La primera vez que realizan estos ejercicios, la mayoría de las personas desconfían, ya que son movimientos simples que requieren muy poco esfuerzo.

Sin embargo, lo cierto es que, una vez aprendes a relajar y a destensar el cuerpo a base de pequeños movimientos, tu cuerpo comenzará su transformación. Conseguirás un cuerpo flexible y una cara más tonificada, e incluso notarás un cambio interior: tendrás una actitud más positiva.

Al ver cambios inmediatos, te motivarás y no volverás a pensar que tu cuerpo no te responde y que es imposible que consigas la figura que deseas.

Pruébalo hoy mismo. Son ejercicios simples y agradables, y ver el cambio físico inmediato te alegrará. Como consecuencia, te apetecerá practicarlos a diario y crearás un hábito sano sin darte cuenta.

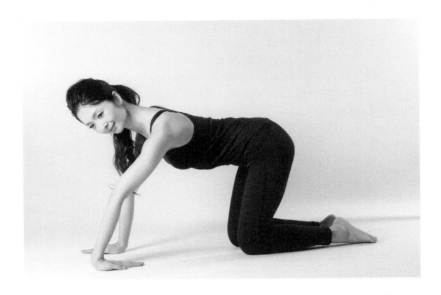

El método del ajuste corporal
combina ejercicios simples
de treinta segundos

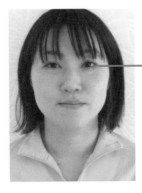

Efecto *lifting*
en el contorno
de los ojos

Los ojos están
más abiertos

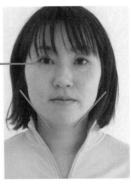

La cara está
más tonificada

Te sentirás más cómoda con una postura correcta

Cuando ves a una persona con la espalda recta y una bonita postura, puede que desees lo mismo para ti e intentes:

- Estirar los hombros y abrir el pecho
- Juntar los omóplatos
- Hacer fuerza con las nalgas para subirlas
- Hacer fuerza con las rodillas para que las piernas permanezcan rectas
- Forzar la cara interna de los muslos para juntar las piernas

Por desgracia, estos esfuerzos provocan rigidez en el cuerpo.

No te desanimes si te sientes identificada; yo también pasé por lo mismo.

Entonces, ¿cuál es el problema?

Al intentar mantener una postura correcta, haces fuerza de manera consciente y evitas que el cuerpo la busque de forma natural. En otras palabras: tan solo adoptarás y mantendrás una postura correcta si tu cuerpo llega a ella de manera inconsciente.

Una persona esbelta no fuerza el cuerpo en ningún momento. Además, tiene un aura agradable y se siente a gusto consigo misma. Esto no significa que carezca de fuerza, sino que no tiene los músculos en tensión.

Aunque no parece difícil de comprender, es posible que te preguntes qué significa tener una postura no forzada.

Muchos de nosotros no somos conscientes de que forzamos el cuerpo.

Cuando me miré en el espejo y me vi por primera vez después de desbloquear las articulaciones y destensar los músculos, comprendí que lo había estado forzando.

Además, cuando el cuerpo está tenso, tiende a perder el equilibrio. Aunque por fuera parezca perfecto, la tensión corporal puede provocar problemas como dolor de caderas, tortícolis, hinchazón…

La armadura es la culpable

Muchos de mis alumnos me comentan que, cuando quieren adelgazar, tratan de hacer ejercicio o estiramientos, pero nada resulta efectivo.

En consecuencia, es normal que se sorprendan cuando ven la transformación que sufre su cuerpo después de destensarlo y ajustarlo. Muchos se sorprenden y se preguntan cómo puede ser tan fácil.

La razón es sencilla: forzar el cuerpo provoca rigidez, y es difícil reducir volumen o adelgazar cuando el cuerpo está tenso.

No te fuerces. Lo importante es relajar y destensar el cuerpo para que empieces a moverte con soltura y naturalidad.

Si no mueves las articulaciones correctamente, tu cuerpo necesita más ayuda de lo normal de los músculos para realizar cada movimiento. Si esto se prolonga en el tiempo, te sentirás cada vez más tenso. Como consecuencia, tu flujo sanguíneo empeorará y tu metabolismo se ralentizará.

Por otro lado, si te encuentras en esta situación y tratas de mantener una buena postura con la espalda erguida y el pecho abierto o intentas caminar o hacer algún tipo de ejercicio para adelgazar, solo conseguirás sobrecargar el cuerpo.

De este modo, no solo no adelgazarás, sino que además acumularás grasa.

Destensa las zonas importantes

¿Cuál es la solución, entonces? Destensar las partes importantes del cuerpo: la pelvis, las caderas, los hombros, los omóplatos y los tobillos. Una vez lo hayas hecho, tu cuerpo volverá a moverse con naturalidad y ganarás flexibilidad.

La pelvis se encuentra en el centro del cuerpo y es la base de la estructura ósea. Sobre ella se encuentra la columna vertebral y, bajo ella, los fémures. Cuando la pelvis y las caderas están bloqueadas, el tren superior e inferior no se mueven de manera conjunta.

Esta es la razón principal por la que es importante destensar tanto la pelvis como las articulaciones de la cadera; a partir de aquí, sentirás tu cuerpo mucho más flexible.

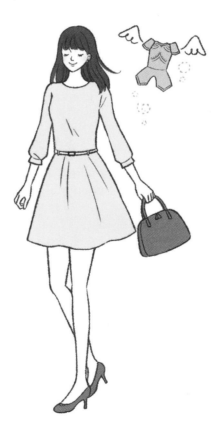

La clave de una buena postura son la pelvis y las caderas

La mayoría de las personas comparten ciertos problemas: tienen la espalda encorvada y carecen de flexibilidad, y eso les provoca dolores de espalda y de caderas.

Si es tu caso, reflexiona sobre tus hábitos: ¿intentas acercar los omóplatos cuando abres el pecho para corregir la espalda encorvada? ¿Haces estiramientos para ganar flexibilidad en la espalda?

Es normal que te preocupen tanto los hombros como la espalda, pero la raíz de los problemas no reside en esa zona, sino en la pelvis inclinada y la tensión acumulada en las caderas.

Como he comentado previamente, los movimientos de la pelvis influyen en los de la espalda. Cuando la pelvis está inclinada hacia atrás, en retroversión, las nalgas están caídas, la espalda se encorva y el cuello se inclina hacia delante. Además, tanto el cuello como los hombros se endurecen para aguantar el peso de la cabeza.

Por otro lado, si tratas de corregir la postura haciendo fuerza, no solo no rectificarás la inclinación pélvica, sino que provocarás una sobrecarga tanto en la espalda como en la cadera, que puede acabar en lumbago.

Si eres de esas personas que por mucho que se esfuercen no logran corregir su postura o sufren molestias, debes centrarte en destensar la pelvis y las articulaciones de la cadera para que el cuerpo recupere la postura correcta de manera natural.

Antes de estirar...

¿Qué te viene a la cabeza cuando oyes la expresión «ajuste corporal»? ¿Serán estiramientos?

Cuando ves a una persona que puede abrir las piernas y al mismo tiempo inclinar el torso hacia el suelo, ¿piensas que esa persona tiene un cuerpo perfecto?

Podría parecer que sí. Antes de crear este método, yo bailaba *ballet* clásico, practicaba yoga e incluso podía hacer el *spagat* sin ningún problema, por lo que mucha gente me consideraba flexible. No obstante, tenía muchos problemas: los muslos demasiado grandes, las pantorrillas duras y me resultaba imposible reducir el volumen de la parte inferior del cuerpo; ir en busca de pantalones que me sentaran bien era toda una odisea, debido al desequilibrio entre cintura, muslos y cadera. Además, también sufría de dolor de cadera y siempre tenía las piernas hinchadas.

De hecho, conozco a muchos profesores de yoga, pilates y otras disciplinas que sufren el mismo problema que yo.

Si una persona que quiere ponerse en forma, practicar yoga o estiramientos carece de flexibilidad y sus articulaciones no trabajan de manera correcta, sus movimientos dependerán de los músculos exteriores: es decir, estirará los músculos, pero no estará haciendo nada para corregir o mejorar su postura corporal.

En cambio, gracias a este método, te costará mucho menos estirar el cuerpo y comprenderás la importancia de ejercitar las articulaciones más que los músculos.

Yo he tardado más de treinta años en descubrirlo, pero nunca es tarde para empezar. ¡Es hora de eliminar la tensión y ajustar tu cuerpo!

No busques la perfección; busca la mejor versión de ti misma

Como ya he dicho, siempre había creído que tenía una postura correcta y un cuerpo flexible, pero solo lo parecía: forzaba el cuerpo a hacer tales ejercicios y movimientos sin haberlo preparado antes.

Ansiaba el cuerpo de una chica occidental, la figura ideal, y me esforcé por conseguirlo hasta que me lesioné. ¿Alguna vez has buscado la postura ideal al practicar yoga o pilates? ¿Te esfuerzas a diario por obtener «la figura perfecta»?

Hacer deporte y realizar estiramientos es bueno para el cuerpo siempre y cuando tu objetivo no sea conseguir una figura de ensueño sin haber preparado el cuerpo para ello. Si no reajustas tu cuerpo antes de practicar ejercicio, se te tensarán los músculos.

Si te cuesta moverte con facilidad, escucha a tu cuerpo y encárgate de reajustarlo. Cuando lo consigas, tu cuerpo responderá de manera natural y realizarás esos movimientos que tanto te costaban antes con más facilidad.

Gracias a esta experiencia, comprenderás tus posibilidades y conseguirás ser la mejor versión de ti misma.

No importa la edad que tengas

Tengo un grupo de alumnos de entre sesenta y setenta años. Algunos de ellos me han comentado que han crecido unos dos centímetros desde que asisten a mis clases. Imagino que esto se debe al hecho de que, al realizar los ejercicios de este programa, han destensado los músculos y estirado todo el cuerpo.

Por otra parte, también me han confesado que, desde que realizan mis ejercicios, duermen mucho mejor y se sienten menos fatigados. Otros tienen mucha más energía; sus médicos han quedado sorprendidos al ver los resultados de las analíticas y las pruebas físicas. Al practicar el método del ajuste corporal, han destensado el tren superior y han mejorado su capacidad respiratoria.

La respiración es la base de una buena salud, sin importar la edad que se tenga. Cuando el cuerpo está rígido, los pulmones no se abren lo suficiente y no respiramos como es debido.

Sin embargo, al destensar los hombros y los omóplatos, el pecho se abre de forma natural, lo que nos ayuda a respirar correctamente. Mejorar la respiración también fomentará la aceleración del metabolismo, mejorará nuestro flujo sanguíneo y la calidad del sueño.

Como resultado, aunque sigas el mismo estilo de vida que antes de empezar con este programa, tu metabolismo se acelerará, quemarás grasa a mayor velocidad y lucirás una piel mucho más bonita.

El método del ajuste corporal

Inicio

Destensa y ajusta la pelvis y
las caderas

Al abrir el pecho,
mejorarás tu respiración

El flujo sanguíneo mejora y
el metabolismo se acelera.
Aumenta la calidad del sueño

Las piernas arqueadas se enderezan y
disminuyen los dolores de caderas

Al acelerarse el metabolismo,
te costará menos adelgazar y lucirás
una piel más bonita y saludable

Objetivo

Tengas la edad que tengas,
¡tu aspecto mejorará!

Menos es más

Una persona que tiene como objetivo conseguir el cuerpo de una modelo con una silueta bonita y una buena postura o que se mueva muy bien intenta parecerse a ella lo máximo imposible. Da mucha importancia a la apariencia.

Cuando una persona se obsesiona con su aspecto, olvida los problemas corporales y se centra exclusivamente en mejorar su aspecto. Yo era una de esas personas.

Sin embargo, lo que la gente ignora es que, al corregir estos problemas, tu figura mejora.

- Si fortaleces los músculos de la cara interior de los muslos, corregirás las piernas arqueadas
- Si ejercitas las rodillas, las piernas se enderezarán.
- Si fortaleces los muslos, tus piernas parecerán más estilizadas.
- Si ejercitas y estiras la espalda, conseguirás una postura bonita.

En cambio, si solo te centras en el físico, es posible que tu figura mejore, pero los problemas y los dolores seguirán ahí.

En mi opinión, esto es un claro indicador de que nos preocupamos demasiado por nuestro aspecto y poco por nuestra salud. Tanto la información que leemos en internet como lo que vemos en la televisión o en las revistas fomenta las transformaciones físicas. Sin embargo, nadie habla de lo importante que es destensar los músculos, desbloquear las articulaciones y reajustar el cuerpo para sentirnos bien en nuestra propia piel.

En lugar de localizar la causa del problema y corregir el torso o los desequilibrios que no permiten ganar flexibilidad muscular, los medios recomiendan practicar ejercicios musculares con el objetivo de conseguir la figura ideal, y esto es muy similar a ponerse una armadura invisible. En mi opinión, menos es más.

En primer lugar, relaja el cuerpo y libérate de la tensión. Cuando el cuerpo se relaja, trabaja de manera más natural y resulta más sencillo modelar la figura poco a poco.

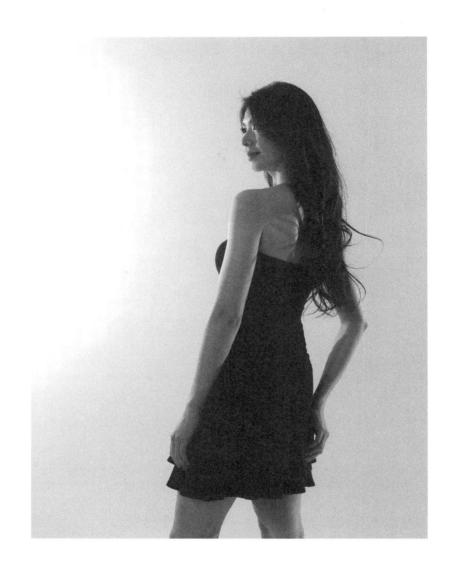

Eres tú quien se ha puesto
la armadura.

Debes ser tú quien se la quite.

La figura ideal está en ti

Durante años, me esforcé sobremanera en conseguir la figura ideal. Me preocupé y sufrí al ver que no alcanzaba mis objetivos. Leí infinidad de libros de distintos especialistas. Sin embargo, no encontré ninguna respuesta que me convenciera.

Pasaron más de treinta años hasta que llegué a la conclusión: la respuesta estaba en mi interior.

Es decir, el objetivo que debemos marcarnos no es llegar a esa figura ideal que siempre hemos imaginado, sino observar y escuchar a tu cuerpo con atención; destensar, desbloquear y ajustar. Solo cuando llegué a esta deducción, descubrí las posibilidades que mi cuerpo me brindaba.

Entonces, decidí cambiar de actitud. «Voy a cambiar. Quiero que mi cuerpo se mueva con mayor suavidad y naturalidad», me dije.

Cuando empecé a prestar más atención a mi cuerpo, advertí los cambios, tanto exteriores como interiores. El volumen de los muslos y de las pantorrillas se redujo poco a poco, y los dolores de cadera comenzaron a desaparecer. Además, a medida que experimentaba estos cambios físicos, me sentía mucho más contenta y tenía una actitud más positiva.

Tú también lo conseguirás

Antes de empezar a realizar los ejercicios de este programa, muchos alumnos me dijeron que se sentían desmotivados porque no apreciaban ningún cambio en su figura a pesar de que hacían deporte.

Sin embargo, una vez descubrieron el método del ajuste corporal y vieron los resultados, se sorprendieron. Ver el cambio físico los motivó a seguir practicando.

Es muy importante notar los cambios en el cuerpo.

No hacerlo provoca cierta inconsistencia en la práctica y, en último término, nos lleva a arrojar la toalla. Si, a pesar de hacer deporte, no ves ningún cambio y pasas el tiempo preguntándote cuándo lograrás tus objetivos, ¿cómo disfrutarás de los ejercicios?

En mi estudio, pido a los alumnos que observen con atención su cuerpo y que confirmen si han experimentado algún cambio físico después de realizar los ejercicios.

Con unos simples movimientos, la tensión de los hombros desaparece y el cuello se estiliza; al corregir la inclinación de la pelvis, realzamos la forma de los glúteos; apreciamos un efecto *lifting* en el rostro… Apreciar el menor de los cambios nos motivará para continuar.

A partir de ese momento, disfrutarás con los ejercicios al ver cambios en distintas partes del cuerpo.

Capítulo 2

Cómo destensar y ajustar el cuerpo para lucir una figura de ensueño

¿Qué tipo de cuerpo tienes?

¿Sientes curiosidad por saber en qué categoría entra tu cuerpo? Con independencia de cómo te sientas, lo mas probable es que tu cuerpo tenga algún tipo de armadura. Aquí te presento los cuatro tipos principales que existen:

1. Armadura oxidada
2. Armadura fornida
3. Armadura estilizada
4. Armadura invisible

A continuación, las analizaré una a una.

① Armadura oxidada

Trabajas sentado en una mesa o mantienes la misma postura durante mucho tiempo. No te mueves demasiado y tampoco haces demasiado deporte. Tienes el cuerpo oxidado y tenso, por lo tanto, no mueves las articulaciones con suavidad. Es posible que experimentes dolor en los hombros, de espalda o de caderas.

En este estado, es importante relajar y ajustar el cuerpo, pues incluso hacer estiramientos se convierte en una tarea muy difícil.

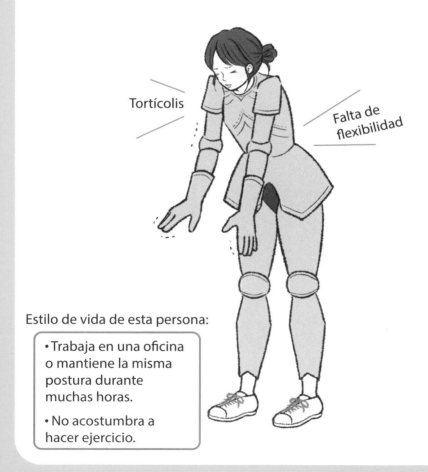

Tortícolis

Falta de flexibilidad

Estilo de vida de esta persona:

- Trabaja en una oficina o mantiene la misma postura durante muchas horas.

- No acostumbra a hacer ejercicio.

② Armadura fornida

Si haces deporte, pero no tonificas el cuerpo y te cansas con facilidad, es muy posible que solo emplees los músculos de las caras exteriores para moverte, por lo que los de la cara interior estarán duros y tensos. Hacer ejercicio con el cuerpo rígido provoca la aparición de esta armadura.

Es cierto que, al ejercitar los músculos, quemas grasas, pero si no lo haces de la forma correcta, tanto los hombros como las caderas o los músculos que ejercites se tensarán más todavía. Por tanto, aunque pierdas grasa y ganes masa muscular, no desarrollarás esa figura esbelta que tanto deseas.

Para empezar, céntrate en realizar movimientos suaves.

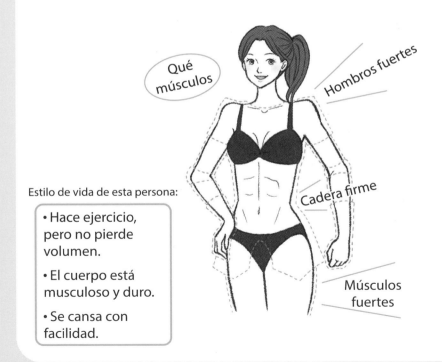

Qué músculos

Hombros fuertes

Cadera firme

Músculos fuertes

Estilo de vida de esta persona:

- Hace ejercicio, pero no pierde volumen.

- El cuerpo está musculoso y duro.

- Se cansa con facilidad.

③ Armadura estilizada

¿Te preocupas mucho por tu aspecto? Si tu respuesta es sí, puede que entres en esta categoría. Para mejorar la postura, estas personas procuran unir los omóplatos, abrir el pecho y apretar los glúteos. Cuando caminan, lo hacen rápido y con pasos grandes.

Como he comentado en el capítulo anterior, al centrarte en tu apariencia e intentar adoptar y mantener una postura correcta a la fuerza, tensas los músculos sin querer.

En otras palabras: no puedes mantenerla si no haces ese sobreesfuerzo. Esto es un indicador de que tu cuerpo no está correctamente ajustado.

Es importante tener un cuerpo que pueda mantener una postura correcta y que se mueva de forma natural al caminar.

Estilo de vida de esta persona:

- Siempre se esfuerza por tener una figura estilizada.

- Mantiene una buena postura, pero forzada.

- No le importa trabajar duro para ponerse en forma.

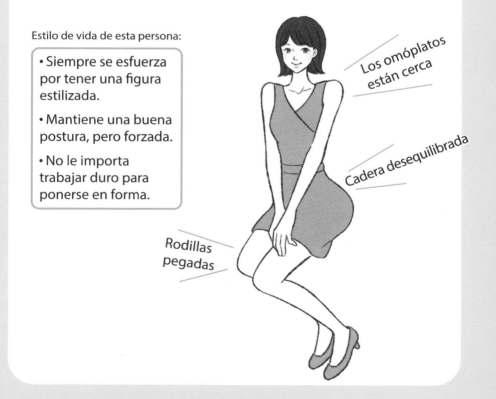

Los omóplatos están cerca

Cadera desequilibrada

Rodillas pegadas

④ Armadura invisible

Estas personas se mueven con delicadeza y suavidad, por lo que es imposible saber si llevan armadura o no. Es posible que quienes practican yoga, pilates o *ballet* entren en esta categoría. A primera vista, estas personas se mueven de manera correcta; sin embargo, sus movimientos son fruto de la práctica y, aunque parezca que emplean correctamente las articulaciones, a menudo sobrecargan los músculos.

Por ejemplo: aunque las articulaciones o los músculos anteriores no trabajen de manera correcta, estas personas mantienen la misma postura con sobreesfuerzo, y esto aumenta las posibilidades de lesiones. Quienes entran en esta categoría tienen el cuerpo flexible, pero a menudo sufren dolores, como el de cadera.

Si este es tu caso, empieza por relajar, destensar y ajustar el cuerpo.

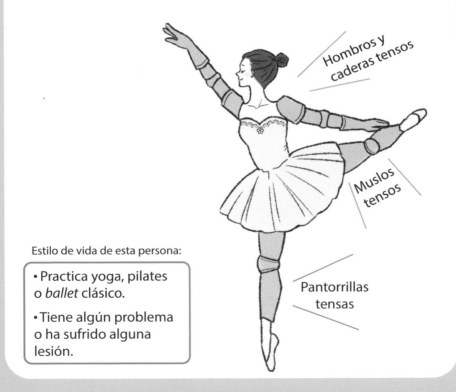

Hombros y caderas tensos

Muslos tensos

Pantorrillas tensas

Estilo de vida de esta persona:

- Practica yoga, pilates o *ballet* clásico.

- Tiene algún problema o ha sufrido alguna lesión.

Cómo deshacerse
de la armadura

¿Sabes ya a qué categoría perteneces?

Yo estoy entre la 3 y la 4. *Parecía que tenía el cuerpo flexible, pero, en realidad, lo estaba forzando.* De hecho, muchas veces sufría lesiones, lumbago y tenía las piernas hinchadas.

Hay personas que se identifican con varios tipos; asimismo, a pesar de que pertenezcan al mismo grupo, existen grandes diferencias entre una persona y otra debido a su estilo de vida.

Cada persona tiene un cuerpo distinto, y esto depende de la constitución natural, de los hábitos alimenticios y del tiempo que cada uno dedique a la práctica de deporte. A continuación, veremos cómo deshacernos de la armadura que llevamos a cuesta.

En primer lugar, nos centraremos en la parte más importante del cuerpo: la pelvis y las articulaciones de la cadera. Vamos a destensar esta zona para que empiecen a moverse con suavidad. Después, relajaremos el resto del cuerpo para que todas las partes se muevan en armonía.

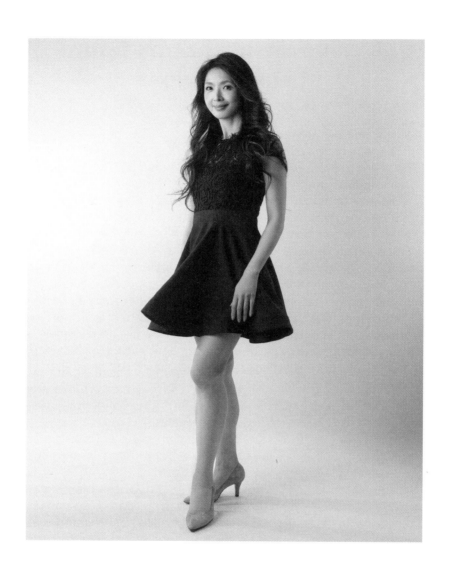

Al desbloquear la pelvis y la cadera,
te desharás de la armadura y
realizarás movimientos más suaves.

La clave de una buena figura es la pelvis

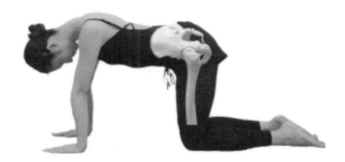

En general, los occidentales tienen las piernas rectas y largas y las caderas más altas. Esto se debe a que tienen las articulaciones de la cadera bien encajadas en la pelvis. Es cierto que cada individuo tiene una constitución distinta; sin embargo, los occidentales tienen características diferentes a los orientales.

La pelvis tiene un pequeño hueco llamado acetábulo. En el caso de los occidentales, la cabeza del fémur está mucho más encajada en el acetábulo.

Naturalmente, cuando estas dos piezas no están bien encajadas, el cuerpo se mueve con cierta inestabilidad y, en consecuencia, requiere de la ayuda de los músculos para mantener el equilibrio. Cuando esto ocurre, los músculos que rodean las articulaciones de la cadera se tensan cada vez más y, finalmente, los muslos y las nalgas se sobrecargan.

Yo desarrollé los músculos de este modo. Como las articulaciones de la cadera no estaban encajadas correctamente, necesitaba forzar los músculos para moverme. Intentaba desarrollarlos a la vez que sufría dolores debido a la tensión.

Lo ideal es que estas dos piezas encajen bien y que se muevan con suavidad.

Para lograrlo, deberás destensar la pelvis, la cadera y otras partes importantes del cuerpo que se mueven conjuntamente para moverlas de manera suave y natural, sin depender exclusivamente de la musculatura para ello.

Una vez te hayas liberado de la tensión, las zonas que lo necesiten empezarán a trabajar y, como resultado, tonificarás el cuerpo.

¡Camina con los glúteos!

En esta sección, veremos cómo mejorar la conexión entre la pelvis y las articulaciones de la cadera. El primer ejercicio de este método consiste en «caminar con las nalgas».

Siéntate en el suelo e intenta moverte como si caminaras con las nalgas (página 56).

En primer lugar, inclínate hacia los dos lados alternativamente y repite el movimiento hacia delante y hacia atrás.

Apóyate en los isquiones para destensar la zona que rodea las articulaciones y, así, aumentar el rango de movimiento. De este modo, ayudarás a que la pelvis y las articulaciones se muevan en armonía. Al realizar este ejercicio, relajarás la zona y las articulaciones de la cadera regresarán a su sitio. Poco a poco, notarás cómo tu cuerpo se mueve con más delicadeza y suavidad.

Solo necesitas dedicarle treinta segundos y puedes practicarlo donde quieras y sin necesidad de ningún tipo de material.

El objetivo de este ejercicio es destensar las caderas, por tanto, es importante que no te esfuerces en exceso.

¿Adviertes cambios positivos?

Lo bueno de «caminar con las nalgas» es que se trata de un ejercicio muy sencillo. Además, verás cambios de inmediato.

- He corregido la inclinación de la pelvis y ahora no tengo problemas para sentarme
- Ya no tengo las piernas tan hinchadas
- No me siento tan rígido
- Camino más ligero

Estos son algunos de los comentarios de mis alumnos después de haber realizado el ejercicio. Además, muchas personas se sorprendieron al ver el cambio postural.

Es posible que, tras este ejercicio, veas que tienes las nalgas más tersas: eso se debe a que has corregido ligeramente la posición de la pelvis.

Cuando las articulaciones de las caderas y la pelvis no encajan bien del todo, la segunda se inclina hacia atrás. Con la pelvis en retroversión, los glúteos no están firmes y se ven caídos. En cambio, cuando estas dos piezas encajan bien, la pelvis se endereza y, como consecuencia, los glúteos se levantan y lucen firmes.

Observar la transformación inmediata te motivará a continuar. Esto fue lo que les ocurrió incluso a quienes se mostraban escépticos antes de poner el método en práctica. Creían que los ejercicios eran demasiado sencillos; sin embargo, una vez vieron el cambio físico en sus propias carnes, quedaron impresionados, y eso los motivó a continuar con el programa.

Aunque verás cambios inmediatos, es importante que continúes realizando los ejercicios.

Cuando «caminas con las nalgas», notarás que la tensión y la retención de líquidos disminuyen.

Es fácil y sencillo. ¡No te rindas!

¿Qué partes debes destensar y cómo?

Ya he hablado de la pelvis y las articulaciones de la cadera. Sin embargo, para conseguir tus objetivos, es importante que diferentes partes del cuerpo trabajen en conjunto.

En este libro me centraré en cinco partes elementales:

1. La pelvis y las caderas
2. Los hombros
3. Los omóplatos
4. Los glúteos
5. Los tobillos

Destensar las articulaciones de los hombros ayuda a tener una postura bonita y produce un efecto *lifting*

Cuando encogemos los hombros, la espalda se encorva, el cuello se inclina hacia delante y el pecho no se abre del todo, por lo que nos cuesta respirar y los órganos internos no disponen del espacio suficiente.

Como consecuencia, las respiraciones son más cortas, el metabolismo se ralentiza y tenemos malas digestiones. Además, tanto el cuello como la espalda se sobrecargan para sujetar la cabeza.

Al destensar las articulaciones de los hombros, estos empezarán a moverse de forma más natural (encontrarás una explicación más detallada en la página 60), el pecho se abrirá correctamente y la respiración mejorará. Por tanto, el metabolismo y la digestión se acelerarán.

Además, al reducir la tensión, la posición del cuello se corregirá y notarás un efecto *lifting* en el rostro.

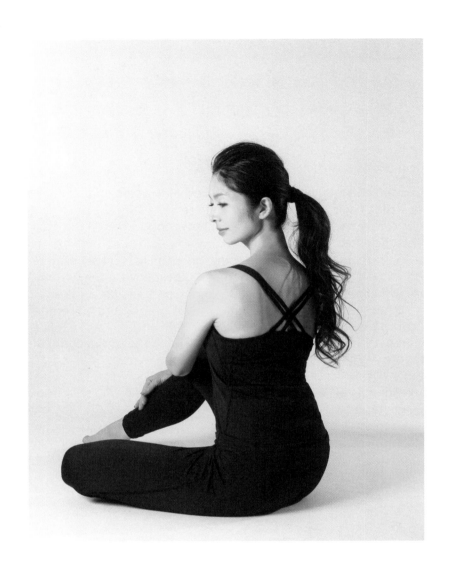

Gracias a los ejercicios del método de ajuste corporal, alinearás la espalda desde el cuello hasta los hombros.

No juntes los omóplatos. ¡Desténsalos!

Cuando intentamos mejorar la postura, tendemos a acercar los omóplatos, pero lo cierto es que esto no es bueno. Es importante mantener relajada esta zona en todo momento. Los músculos de los omóplatos se mueven en conjunto con los que se encuentran entre ellos y los que los rodean. Así, cuando desbloqueas estos músculos, tanto la espalda como ambos costados del cuerpo se mueven con mayor facilidad.

Además, esto aumenta la movilidad de otras partes del cuerpo, corrige la postura y mejora la respiración.

Recuerda que acercar los omóplatos y abrir el pecho incrementa la tensión muscular. Procura relajar los omóplatos para conseguir un cuerpo flexible (encontrarás una explicación más detallada en la página 64).

¿Quieres ponerte en forma en poco tiempo? Destensa los glúteos también

La mayoría de la gente tiende a hacer fuerza con los glúteos y a sobrecargarlos para que se vean más firmes y tersos.

Sin embargo, es importante mantener esta zona relajada (encontrarás una explicación más detallada en la página 68).

Las personas occidentales suelen tener los glúteos más firmes, ya que la cabeza del fémur encaja a la perfección con el acetábulo de la pelvis, y eso hace que la pelvis se incline hacia delante.

Cuando una persona con retroversión pélvica intenta adoptar esta postura, no lo consigue, por mucho que fuerce los glúteos. De hecho, al forzar los músculos de la zona, las articulaciones de las caderas se inmovilizan, lo que limita ciertos movimientos.

Por otra parte, cuando una persona mantiene durante largo rato la misma postura, los músculos de las caderas se tensan y dificultan el movimiento de las articulaciones.

Quienes trabajan sentados en una oficina o pasan muchas horas de pie a menudo sobrecargan mucho los músculos rotadores de la cadera.

Al destensar esta zona, aumenta el rango de movimiento y la pelvis se endereza, y, como consecuencia, los músculos de las piernas se relajan y es más sencillo estirarlas, fortalecerlas y tonificarlas.

Por lo tanto, destensar los glúteos te ayudará a conseguir la figura que deseas.

Desbloquea los tobillos y camina con garbo

Cuando una persona no tiene los tobillos flexibles —lo que reduce el rango de movimiento—, no puede caminar con paso firme y las pantorrillas dejan de hacer su trabajo.

En Japón, se dice que los músculos de las pantorrillas son el «segundo corazón» del cuerpo humano. Cuando los tobillos se tensan, las pantorrillas se cansan antes: las piernas retienen más líquido y se hinchan, la circulación se resiente y el cuerpo acumula toxinas.

En cambio, cuando los tobillos son flexibles y se mueven bien, las articulaciones de la cadera trabajan correctamente. Al caminar, ambas partes se mueven en armonía y reducir volumen resulta más fácil.

Destensa y ajusta los tobillos para caminar con garbo (encontrarás una explicación más detallada en la página 70).

¿Una talla equivocada de zapato impide ganar flexibilidad?

Antes de acabar este capítulo, necesito mencionar algo importante: una talla equivocada de zapato tiene un gran efecto en tu cuerpo. Cuando compras zapatos, ¿eliges una talla más grande para evitar que te duelan los pies?

Esto es un error, ya que incrementa la tensión muscular.

Cuando te pones unos zapatos más grandes, haces fuerza con los dedos de manera inconsciente para que no se te caigan o se te salgan, caminas con los tobillos tensos y das pasos más pequeños.

Así, aunque tus músculos estén relajados tras el método del ajuste corporal, si utilizas la talla incorrecta, forzarás las pisadas y no sacarás partido del progreso que has conseguido.

Por esta razón, siempre trato de explicar la importancia de un calzado adecuado a aquellas personas que asisten a mis clases de ajuste corporal. Además, los llevo a una zapatería con el fin de que comparen sus pisadas antes y después de realizar los ejercicios de ajuste corporal.

La zapatería a la que los llevo tiene una máquina que mide la presión que ejerce la planta de pie al pisar. Después de analizar la pisada de un alumno, hacemos unos simples movimientos para eliminar la tensión del cuerpo y observamos el cambio.

Gracias a este estudio, comprobamos que la longitud de las piernas varía ligeramente y que se reduce la hinchazón de pies. También nos permite comparar dónde se encuentra el centro de gravedad corporal antes y después de los ejercicios.

Después de ajustar el cuerpo, ayudo a mis alumnos a escoger la talla adecuada.

En definitiva, no les enseño a caminar; simplemente los ayudo a ajustar el cuerpo y a elegir la talla de calzado adecuada. Con estos simples trucos, su forma de caminar mejora.

El secreto que te ayudará a conseguir una figura estilizada

«Me duelen mucho los pies al llevar estos zapatos»; «Es imposible evitar que te duelan los pies cuando llevas tacones». Muchas mujeres pensamos así. He dado muchas charlas y talleres en Japón para concienciar sobre la importancia de un buen calzado. Siempre intento transmitir la idea de que, por mucho que pierdas peso o vayas al salón de belleza, si no utilizas el calzado adecuado, no obtendrás el resultado que esperas. A continuación te explicaré por qué es tan importante.

1. Los zapatos son la base que soporta tu cuerpo

Los arcos de los pies **funcionan como un amortiguador que absorbe el impacto que se produce con cada paso que damos.** Sin embargo, mucha gente sufre de pies planos o son supinadores o pronadores, por lo que las plantas de los pies no absorben correctamente el impacto y esto provoca dolores de pies, de cadera o de rodillas.

Esto es como si los cimientos de una casa estuvieran inclinados. Aunque el edificio sea resistente y esté bien construido, si los cimientos no son firmes, es probable que surjan problemas.

Por ejemplo, los supinadores suelen hacer fuerza con el exterior del pie para conseguir una pisada firme. De este modo, los músculos de la cara exterior se desarrollan más de lo habitual, y esto suele dar lugar a unos músculos voluminosos. Como consecuencia, estas personas tienen dificultades a la hora de trabajar su cuerpo, por mucho que adelgacen.

Por ello, **te recomiendo que analices cómo es tu pisada** antes de elegir tu calzado.

Cuando tienes una musculatura equilibrada, tu figura se ve más esbelta y estilizada. Asimismo, cuando corriges tu pisada con el calzado adecuado, caminas de manera natural y con garbo. **Por eso, es importante que elijas un calzado cómodo.**

El pie tiene entre veintiséis y veintiocho huesos. Es una extremidad muy delicada y, a veces, elegir el modelo y la talla adecuados puede ser una tarea difícil.

Lo primero que hago es medir el pie del cliente. Luego, buscamos el modelo de zapato más adecuado. Gracias a mi ayuda, muchos de mis clientes han descubierto que han estado utilizando una talla incorrecta durante mucho tiempo.

Muchas mujeres acuden a mi zapatería porque no encuentran zapatos cómodos, sobre todo tacones. Mi consejo siempre es que no deben pensar únicamente en sus pies: también deben tener en cuenta el resto del cuerpo.

Algunas personas advierten mejoras con solo cambiar de talla, mientras que otras necesitan elegir un modelo diferente al que suelen calzar y realizar los ejercicios del método de ajuste corporal para mejorar su pisada.

Mi objetivo es que mis clientes encuentren el calzado adecuado para moverse con más facilidad, naturalidad y comodidad.

Fumito Kozutsumi (zapatero y colaborador del método del ajuste corporal)

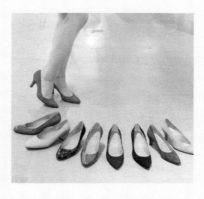

Capítulo 3

Transforma tu cuerpo de manera natural en cinco pasos

Es importante que prestes atención a tu cuerpo antes y después de hacer los ejercicios para visualizar los cambios y motivarte.

1 Camina con los glúteos

Mueve la cadera hacia la izquierda y la derecha como si dieras pasos con las nalgas y, después, lleva la pelvis hacia delante y hacia atrás. Con este ejercicio, desbloquearás las articulaciones de la pelvis y la movilidad de la cadera mejorará.

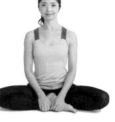

CLAVE

Apóyate en los isquiones.

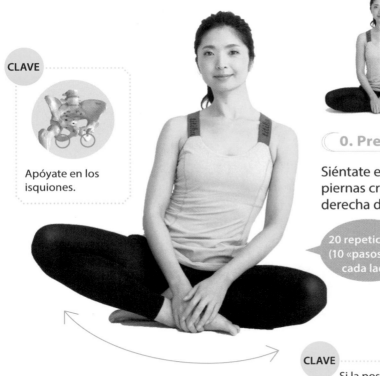

0. Preparación

Siéntate en el suelo con las piernas cruzadas. Coloca la derecha delante.

20 repeticiones (10 «pasos» con cada lado)

CLAVE

Si la postura te resulta incómoda, puedes usar un cojín.

1. Camina

Levanta el lado derecho y carga el peso en el glúteo izquierdo. Cambia de lado. Repite 10 veces.

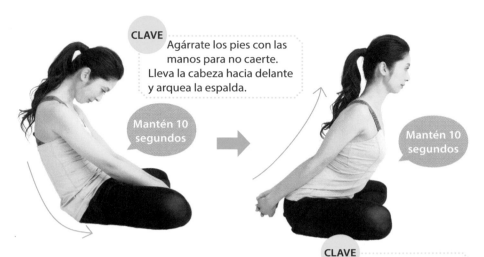

CLAVE
Agárrate los pies con las manos para no caerte. Lleva la cabeza hacia delante y arquea la espalda.

Mantén 10 segundos

Mantén 10 segundos

CLAVE
Estira la espalda. Mueve primero la pelvis y, luego, el torso.

2. Inclina la pelvis

Inclina la pelvis hacia atrás mientras respiras lentamente durante 10 segundos y, luego, llévala adelante y mantén la postura 10 segundos. Cruza las piernas de nuevo (coloca la izquierda delante) y repite los pasos 1 y 2.

Observa el cambio

Siéntate y junta las plantas de los pies.

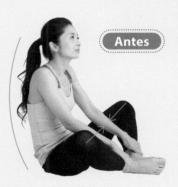

Antes

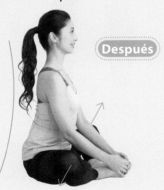

Después

Antes y **después** ¿Puedes levantar la pelvis con más facilidad? ¿Puedes bajar las rodillas y acercarlas al suelo más que antes? ¿Notas que las articulaciones de la cadera se mueven con más suavidad?

1 🌿 Camina con los glúteos en una silla

Esta es una variación del ejercicio anterior. Puedes practicarlo en cualquier lugar. Es perfecto para relajar el cuerpo cuando llevas muchas horas sentado a una mesa en el trabajo.

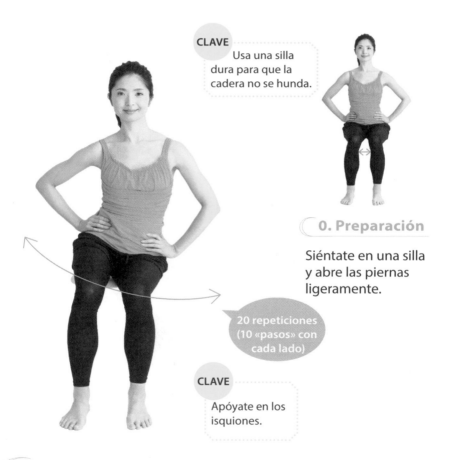

CLAVE
Usa una silla dura para que la cadera no se hunda.

0. Preparación

Siéntate en una silla y abre las piernas ligeramente.

20 repeticiones (10 «pasos» con cada lado)

CLAVE
Apóyate en los isquiones.

1. Camina apoyada en los isquiones

Levanta ligeramente el glúteo derecho y carga el peso en el izquierdo. Cambia de lado. Repite 10 veces.

2. Inclina la pelvis

CLAVE
Estira la espalda.
Mueve primero la pelvis
y, luego, el torso.

Inclina la pelvis hacia atrás mientras respiras lentamente durante 10 segundos y, luego, llévala adelante y mantén la postura 10 segundos.

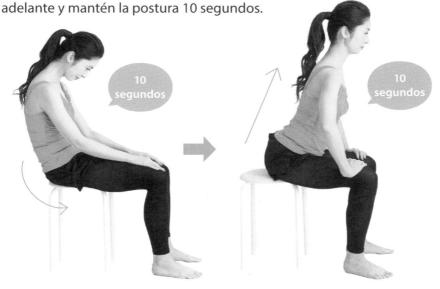

10 segundos

10 segundos

Observa el cambio

Siéntate en una silla.

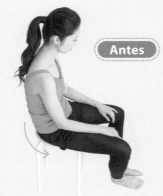

Antes

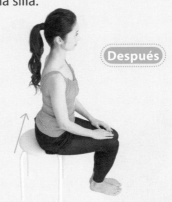

Después

1. Cuando estás sentada, ¿notas la pelvis más recta?
2. Al caminar, ¿sientes que las articulaciones de la cadera se mueven con más suavidad?

Rota los hombros

Destensa las articulaciones de los hombros gracias a estos sencillos movimientos. Con este ejercicio, eliminarás la tensión entre el cuello y los hombros, y reducirás la tortícolis.

0. Coloca las manos debajo de los hombros

Ponte a cuatro patas. Coloca las manos justo debajo de los hombros.

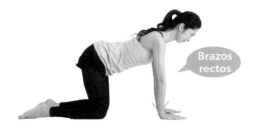

Brazos rectos

1. Lleva el hombro hacia fuera

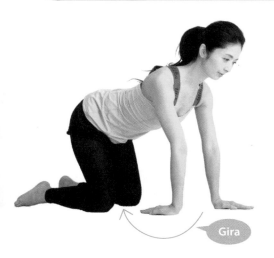

Gira el brazo derecho hacia fuera, de modo que los dedos miren hacia la rodilla (sin forzarte demasiado).

CLAVE
Si te duele el brazo, acerca la mano a la rodilla ligeramente.

Gira

2. Lleva la cadera hacia atrás

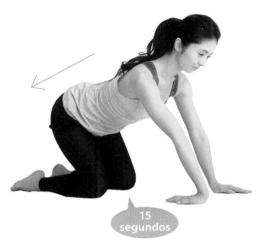

15 segundos

Lleva la cadera hacia atrás y hacia abajo para estirar la cara interior del brazo. Mantén la postura 15 segundos y respira. Fíjate en el cambio que se ha producido en el lado derecho y repite el ejercicio con el izquierdo.

CLAVE

Si sientes algún tipo de dolor al mover la cadera, mantén la postura del paso 1 durante 15 segundos.

Observa el cambio

Compara el lado derecho con el izquierdo.

1. ¿Tienes el hombro derecho más bajo que el izquierdo?

2. ¿Notas el cuello más estilizado en el lado derecho?

Este ejercicio elimina la tensión de la zona del cuello y tiene un efecto *lifting*.

Después   **Antes**

2. Estilizado

1. Más bajo

1. Más bajo

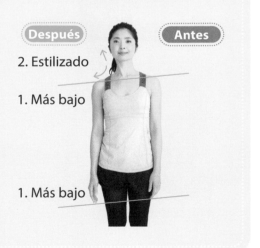

Esta es una variación del segundo ejercicio. Puedes practicarlo en cualquier lugar. Solo necesitas una superficie en la que apoyarte.

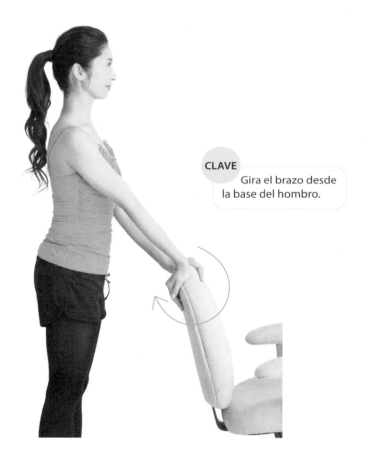

CLAVE
Gira el brazo desde la base del hombro.

1. Rota el hombro hacia fuera

Apoya las manos sobre el respaldo de una silla o la esquina de una superficie alta con los brazos estirados. Gira el brazo hasta que el pulgar mire hacia fuera.

2. Lleva el cuerpo hacia atrás

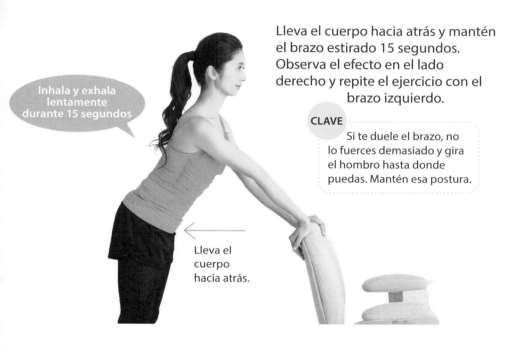

Lleva el cuerpo hacia atrás y mantén el brazo estirado 15 segundos. Observa el efecto en el lado derecho y repite el ejercicio con el brazo izquierdo.

Inhala y exhala lentamente durante 15 segundos

CLAVE

Si te duele el brazo, no lo fuerces demasiado y gira el hombro hasta donde puedas. Mantén esa postura.

Lleva el cuerpo hacia atrás.

Observa el cambio

Compara el lado derecho con el izquierdo.

1. ¿Tienes el hombro derecho más bajo que el izquierdo?

2. ¿Notas el cuello más estilizado en el lado derecho?

Este ejercicio elimina la tensión de la zona del cuello y tiene un efecto *lifting*.

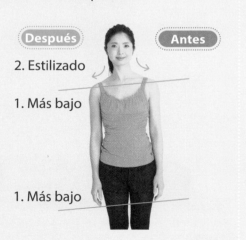

Después · Antes

2. Estilizado

1. Más bajo

1. Más bajo

3 🌿 Rota los omóplatos

Relajar los omóplatos ayuda a destensar la espalda.

CLAVE
Respira con naturalidad.

0. Preparación

Túmbate bocarriba y coloca la mano derecha sobre el pecho.

1. Extiende el brazo derecho

Extiende el brazo en el suelo, con la palma de la mano hacia arriba.

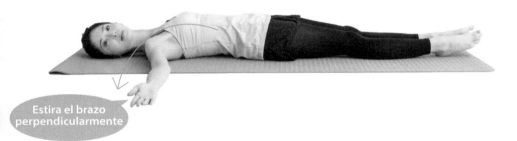

Estira el brazo perpendicularmente

2. Baja el brazo

Deslízalo hasta llevarlo junto al costado.

Baja el brazo

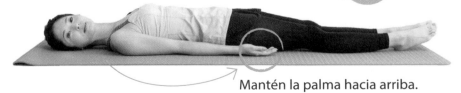

Mantén la palma hacia arriba.

3. Repite los movimientos 1 y 2

Repite los pasos 1 y 2 tres veces. Una vez te hayas acostumbrado a estos movimientos, intenta subir el brazo lo máximo posible y repite el ejercicio tres veces de nuevo. Fíjate en el cambio que se ha producido en el lado derecho del cuerpo y repite el ejercicio con el brazo izquierdo.

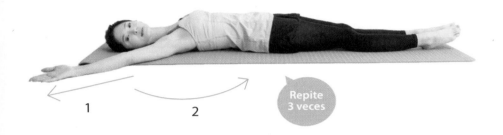

1   2   Repite 3 veces

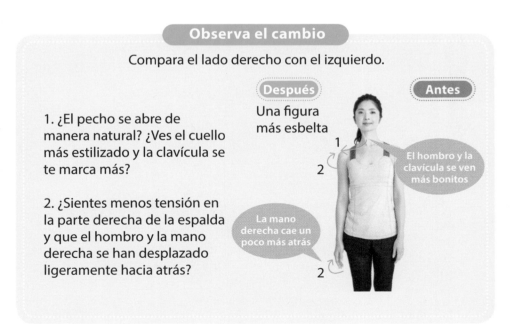

Observa el cambio

Compara el lado derecho con el izquierdo.

Después

Antes

1. ¿El pecho se abre de manera natural? ¿Ves el cuello más estilizado y la clavícula se te marca más?

Una figura más esbelta

El hombro y la clavícula se ven más bonitos

2. ¿Sientes menos tensión en la parte derecha de la espalda y que el hombro y la mano derecha se han desplazado ligeramente hacia atrás?

La mano derecha cae un poco más atrás

3 🍃 Rota los omóplatos de pie

Esta es una variación del tercer ejercicio. Puedes practicarla de pie y en cualquier lugar.

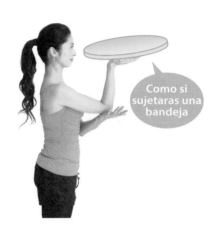

0. Preparación

Levanta el brazo derecho con la palma de la mano hacia arriba. Sujétate el codo derecho con la mano izquierda, de modo que los dedos apunten hacia fuera.

Como si sujetaras una bandeja

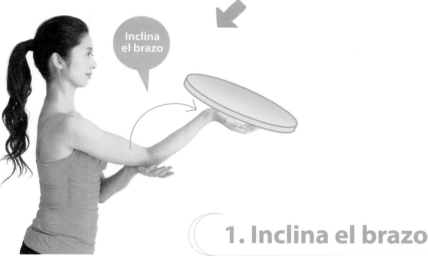

Inclina el brazo

1. Inclina el brazo

Lleva el brazo derecho hacia delante.

CLAVE
Mantén la palma de la mano hacia arriba e inclina el brazo adelante sin mover el codo.

2. Gira el brazo

Dibuja un círculo de derecha a izquierda con el brazo y vuelve a la posición inicial. Repite 5 veces este movimiento. Fíjate en el cambio que se ha producido en el lado derecho y repite el movimiento con el brazo izquierdo.

Haz círculos

Observa el cambio

Compara el lado derecho con el izquierdo.

Después

Antes

1. ¿El pecho se abre de manera natural? ¿Ves el cuello más estilizado y la clavícula se te marca más?

El hombro y la clavícula se ven más bonitos

2. ¿Sientes menos tensión en la parte derecha de la espalda y que el hombro y la mano derecha se han desplazado ligeramente hacia atrás?

La mano derecha cae un poco más atrás

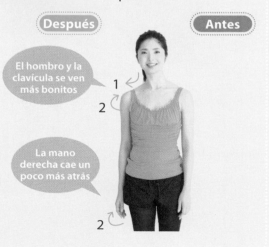

4 🍃 Estimula los glúteos

Cuando los glúteos están tensos, el rango de movimiento de las articulaciones de la cadera se reduce y tiran de la pelvis hacia abajo. Este paso consiste en masajear los glúteos con una pelota.

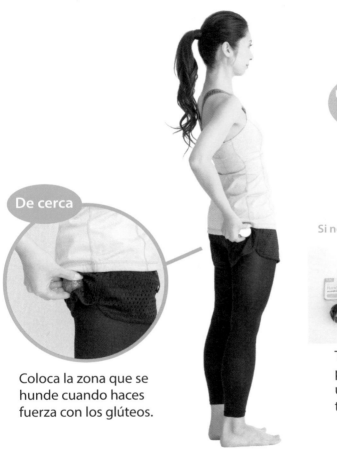

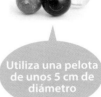

Utiliza una pelota de unos 5 cm de diámetro

De cerca

Coloca la zona que se hunde cuando haces fuerza con los glúteos.

Si no tienes una pelota...

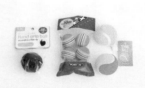

También puedes utilizar una pelota de tenis o de golf.

1. Coloca una pelota sobre la nalga

Lleva la cadera hacia delante y coloca la pelota sobre la zona cóncava del glúteo.

2. Muévete sobre la pelota

Sin mover la pelota, siéntate en el suelo sobre ella y muévete sobre ella unos 15 segundos. Fíjate en el cambio que se ha producido en el lado derecho y repite los pasos con el glúteo izquierdo.

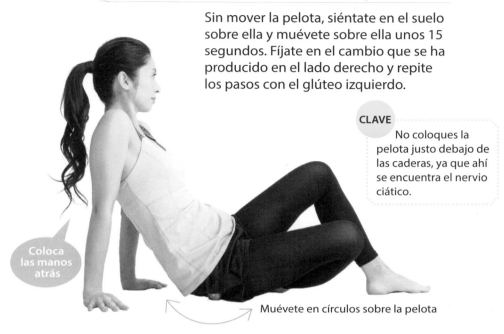

CLAVE

No coloques la pelota justo debajo de las caderas, ya que ahí se encuentra el nervio ciático.

Coloca las manos atrás

Muévete en círculos sobre la pelota

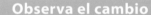

Observa el cambio

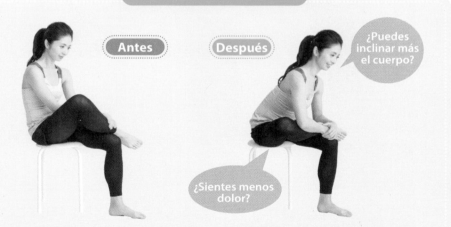

Antes

Después

¿Puedes inclinar más el cuerpo?

¿Sientes menos dolor?

Coloca el pie derecho sobre la pierna izquierda e inclina el torso hacia delante. ¿Te resulta más sencillo que antes? Esto se debe a que antes de realizar el ejercicio, tenías la zona que va de la cadera al muslo más tensa.

5 Estira los tobillos

Una vez destenses los tobillos, caminarás con más elegancia. Además, este ejercicio ayuda a prevenir la acumulación de líquidos.

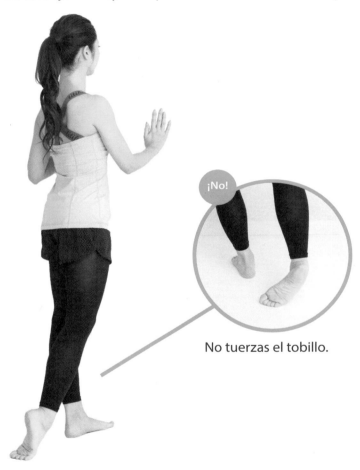

¡No!

No tuerzas el tobillo.

1. Ponte de pie

Apoya la punta del pie en el suelo, de modo que el talón esté hacia arriba. Coloca las manos en una silla o en una pared para apoyarte.

2. Estira el tobillo

Dobla un poco la rodilla izquierda y estira el pie derecho hacia atrás. Mantén la postura 5 segundos. Recupera la posición inicial y repite el movimiento 3 veces. Fíjate en el cambio que se ha producido en el lado derecho y repite el ejercicio con la pierna izquierda.

CLAVE
No te fuerces demasiado para evitar sufrir calambres.

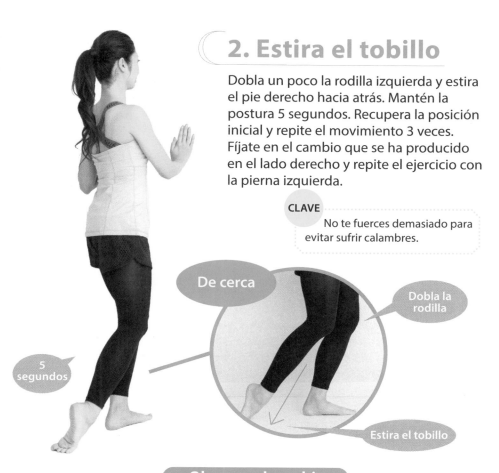

De cerca

Dobla la rodilla

5 segundos

Estira el tobillo

Observa el cambio

Compara el lado derecho con el izquierdo.

Siéntate en el suelo con las piernas estiradas.

1. Si los dedos del pie derecho están más hacia abajo que los del izquierdo, quiere decir que has destensado el tobillo.

2. Al caminar, ¿das pasos más largos de forma natural?

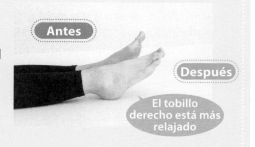

Antes

Después

El tobillo derecho está más relajado

¿En qué se diferencia
este método de otros?

Existen muchos métodos para corregir la mala postura provocada por la inclinación pélvica, como la fisioterapia o trabajar la flexibilidad de las articulaciones de la cadera, entre otros. Es posible que te preguntes en qué se diferencia este método de los demás. Yuko Harada, miembro de STUDiO PiVOT y especialista en el estudio del método del ajuste corporal, nos responde a esta pregunta.

1. Al destensar el cuerpo, ajustarás el sistema nervioso

El método del ajuste corporal se basa en destensar el cuerpo para, luego, reajustarlo. En otras palabras, consiste en eliminar la tensión muscular y reducir la diferencia entre los movimientos de un lado y el otro del cuerpo (en especial, de los hombros y de las articulaciones de la cadera) con el fin de corregir la postura.

Es decir: destensar el cuerpo ayuda a controlar también el sistema nervioso.

Cuando el sistema nervioso se desequilibra, la función motora no se regulará como es debido. En consecuencia, es probable que experimentemos ciertas dolencias, como tortícolis o lumbago, en nuestro día a día.

2. Facilita la eliminación de desechos

Cuando los músculos están relajados, al cuerpo le resulta más sencillo activar el sistema nervioso parasimpático. Estos nervios facilitan la relajación, la disminución de la frecuencia cardíaca y la eliminación de desechos del organismo.

Por lo general, los ejercicios para corregir la inclinación pélvica suelen ser bastante duros o incluso dolorosos y, aunque van acompañados de una aceleración del metabolismo, no facilitan la eliminación de toxinas y desechos.

En cambio, los ejercicios de este método son mucho más completos, ya que no solo ayudan a corregir la postura: al relajar los músculos, activarás el metabolismo y eliminarás desechos, algo clave para lograr tus objetivos. Para ejercitarse de forma eficiente, es importante que las articulaciones se muevan correctamente.

3. Mejorarás el equilibrio

Cuando nos movemos de forma desequilibrada, los conductos semicirculares (tres tubos muy pequeños conocidos como «el órgano del equilibrio») dan una orden para que se corrija el defecto.

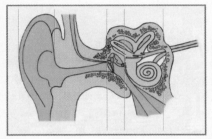

Imagen de STUDiO PiVOT

Por ejemplo, cuando el cuerpo se inclina hacia la derecha, este órgano da una orden para rectificar el desequilibrio mediante una sobrecarga. El problema es que, si la persona afectada no es consciente del desequilibrio, no se percatará de ello hasta que sienta dolor o fatiga.

Los ejercicios para corregir la inclinación pélvica suelen incluir estiramientos musculares para destensar las zonas afectadas. Con el método del ajuste corporal, no solo destensarás estas zonas, sino que ayudarás a que los conductos semicirculares funcionen correctamente, aprenderás a moverte de forma consciente y relajarás todo el cuerpo.

¿Qué efecto tiene «caminar» con los glúteos?

«Caminar» con los glúteos es un ejercicio sencillo con el que obtendrás resultados rápidamente.

La teoría se basa en que los glúteos son dos partes separadas. Sin embargo, no todo el mundo es consciente de ello. Con este ejercicio, desarrollarás una conciencia especial de tu cuerpo y notarás que caminas de otra forma.

1. Recuperarás la postura natural de tu cuerpo

En una de las clases del curso de ajuste corporal que imparto, insisto en que hay que aprender a mover las piernas desde los muslos. Sin embargo, esto solo lo conseguirás cuando seas consciente de que los glúteos son dos partes del cuerpo que funcionan por separado. A partir de ese momento, empezarás a moverte de manera natural y tus piernas se verán más estilizadas.

Cuando caminas con los glúteos, los isquiones se apoyan en el suelo. Al hacerlo, la pelvis se desbloquea y el torso recupera su postura natural.

Si realizas el ejercicio con la pelvis inclinada hacia atrás, el peso recaerá en la cara anterior de los muslos, y esto tendrá el mismo efecto que si los ejercitaras. Por tanto, no reducirás volumen.

Si ese es tu objetivo, debes centrarte en que las articulaciones encajen correctamente en la pelvis.

2. La clave: cómo encajan las articulaciones de la cadera

El hecho de que obtengas resultados al hacer deporte, tras recibir algún tipo de masaje o caminar con los glúteos depende de cómo están encajadas las articulaciones de la cadera.

La pelvis y el resto de articulaciones se mueven en conjunto, por lo que, cuando están encajadas de manera correcta, trabajan a la perfección. En otras palabras, si la parte derecha está encajada de forma adecuada, pero la izquierda no, esta última se moverá con la ayuda de los músculos. Como consecuencia, el muslo izquierdo hará más fuerza y se sobrecargará debido al mensaje que enviarán los conductos semicirculares para corregir el desequilibrio entre ambas partes.

Caminar con los glúteos ayuda a corregir este desequilibrio y a encajar las articulaciones de la cadera en la pelvis correctamente. Con este ejercicio, cambiarás tu figura y reducirás el dolor.

Yuko Harada

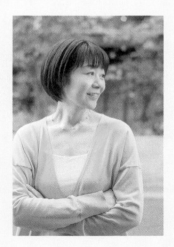

Es fisioterapeuta deportiva de atletas profesionales y forma parte del equipo de STUDiO PiVOT desde 2005. Organiza todos los talleres y lleva el departamento de rehabilitación del centro. Con su propia técnica y sus estudios de las articulaciones, ha iniciado un programa para ayudar a las mujeres a mejorar la postura y la recuperación posparto. También es autora de varios libros.

Capítulo 4

Los secretos del método del ajuste corporal

Siente el cambio

En el capítulo anterior, he hablado sobre los movimientos básicos del método. ¿Qué opinas después de haberlo puesto en práctica? ¿Has notado algún cambio? Al hacer los ejercicios, ¿eras consciente de la tensión que acumulabas en el cuerpo?

Cada persona tiene una opinión distinta con respecto al método. En este libro he recopilado algunas. Espero que, como ellas, tú también veas los cambios en tu cuerpo.

Algunas opiniones

- Noto que la pelvis se recoloca sola y mantengo una buena postura al sentarme.
- Cuando me sentaba, las piernas se me abrían constantemente. Sin embargo, ahora puedo mantenerlas cerradas sin esfuerzos.
- He corregido el centro de gravedad del cuerpo y noto las caderas más altas.
- Tengo los hombros más abiertos y cuando estoy de pie, noto que las manos caen un poco más atrás que antes.
- Noto el pecho más abierto y respiro mejor.
- Camino con más facilidad y doy pasos más largos.

Quienes han probado el método están muy contentos: han corregido su postura y puede ejercitarse sin hacer esfuerzos adicionales.

Sé constante

«Con este método sí que he obtenido resultados. Seguiré practicándolo» o «Seguiré con el método porque me divierto»: ver cambios motiva. Además, los ejercicios del método de ajuste corporal son sencillos y cortos, por lo que no te costará ser constante.

Por otra parte, al deshacerte de la tensión corporal, te sentirás mucho más ligera. Gracias a ello, tu figura mejorará poco a poco y te sentirás más feliz.

No te sobreesfuerces. Preguntas frecuentes sobre el método del ajuste corporal

En el capítulo 2, he hablado sobre la teoría detrás de estos ejercicios y, en el capítulo 3, te he explicado cómo hacer los ejercicios. No obstante, la clave del método es no esforzarse en exceso para no sobrecargar el cuerpo.

Cuando el cuerpo está más relajado y destensado, te moverás con más facilidad y comprenderás la importancia del ajuste corporal.

A continuación, responderé algunas de las preguntas más frecuentes que me hacen mis alumnos antes de empezar el método.

1 ¿Notaré antes los efectos del método si hago más repeticiones?

Respuesta:

No importa el número de veces que repitas los ejercicios. Lo importante es que, al realizarlos, seas consciente del objetivo de cada ejercicio y te fijes en los cambios que se producen en tu cuerpo.

Con el método del ajuste corporal verás resultados aunque no lo practiques mucho ni durante mucho tiempo. Cuando adviertas que tu figura mejora, te sentirás motivado a hacer los ejercicios a diario.

Mientras que otros programas de ejercicios se centran exclusivamente en tonificar el cuerpo a base de repeticiones, el objetivo de este método consiste en destensar y ajustar el cuerpo para realizar movimientos más suaves y naturales y conseguir tus objetivos con mayor facilidad.

Es importante que tengas claro el objetivo de cada uno de los ejercicios y que observes con atención cómo tu cuerpo cambia después de realizar los ejercicios.

2 ¿Cuándo veré resultados?

Respuesta:

No te obsesiones con esto. Aunque los ejercicios son sencillos y advertirás una mejora casi de inmediato, lo más importante es destensar y ajustar el cuerpo para que recupere una movilidad natural y el efecto se convierta en el resultado. Disfruta del proceso y verás el resultado.

Al destensar el cuerpo, te moverás con más ligereza, recuperarás los movimientos naturales, mantendrás los músculos relajados, te sentirás mejor contigo mismo y conseguirás la figura que siempre has querido.

Escucha y observa tu cuerpo para destensarlo.

3 Me cuesta adelgazar. ¿Veré resultados?

Respuesta:

No te fuerces, pues así no reajustarás tu cuerpo. Unos músculos tensos impiden moverse con facilidad. Si tu mente está en tensión, es posible que ocurra lo mismo. En caso de que no veas resultados, pregúntate si estás relajada tanto mental como físicamente.

Además, si estás acostumbrado a moverte forzando los músculos, el cuerpo intentará volver a ese estado.

En mi caso, forzaba la postura. Estaba insegura porque no tenía fuerza y, de manera inconsciente, yo misma sobrecargaba los músculos para adoptar la postura que quería.

Si no ves cambios, pregúntate si fuerzas a tu cuerpo demasiado.

4   ¿Puedo practicar otro tipo de deporte al mismo tiempo?

Respuesta:

Sí, pero haz los ejercicios del método del ajuste corporal primero.

Si has probado ya los ejercicios, verás que, tras realizarlos, te resulta más fácil estirar. Los ejercicios del método del ajuste corporal **te ayudarán a no sobrecargar los músculos.**

Te animo a que los hagas antes de practicar yoga, pilates, baile u otros deportes. También puedes realizarlos antes de cantar o tocar un instrumento: te ayudará a destensar todo el cuerpo y con tu interpretación.

5 No tengo espejo de cuerpo entero. ¿Cómo compruebo los cambios?

Respuesta:

Es importante tanto observar el cuerpo como sentirlo.

A menudo, no somos conscientes de que nuestro cuerpo está tenso. Si todavía no sabes lo agradable que es tener el cuerpo relajado, lo mejor es que te mires en un espejo.

No hace falta que sea de cuerpo entero: basta con que te centres en las zonas que has ejercitado (por ejemplo, los hombros). También puedes mirarte en el cristal de una ventana.

Por otro lado, no te limites a observar; escucha a tu cuerpo. Por ejemplo, fíjate en que los hombros están más abiertos, en que las manos caen más hacia atrás o que te sientes más ligero al mover la cadera… Notarás los cambios sin necesidad de mirarte a un espejo.

Lo importante es que notes los cambios.

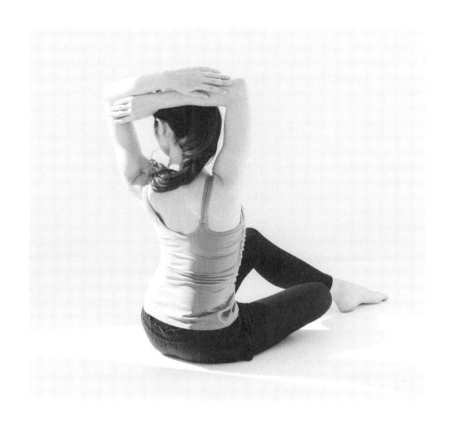

Aunque no te veas,
notarás los cambios.

Para escribir este libro, he utilizado como referencia los siguientes manuales japoneses: *Siéntete más guapa mejorando el funcionamiento de los vasos linfáticos: estiramientos sencillos* (Editorial Narumi do) y *Controla las articulaciones de la cadera y camina correctamente toda la vida* (Editorial Impress). Ambos se publicaron bajo la supervisión de Yuko Harada.

Epílogo

Este método es el resultado de las dudas que tenía con respecto a mi cuerpo, mis experiencias y mis estudios durante cerca de treinta años. Me alegra mucho pensar que todos los lectores de este libro podrán practicar los ejercicios, se sentirán cómodos consigo mismos y comprenderán las posibilidades que les brinda su cuerpo.

Por último, me gustaría decirte que, aunque es importante destensar y ajustar el cuerpo, el objetivo del método del ajuste corporal no se limita solo a esto. Mi intención es que todo el mundo disfrute de la vida con un cuerpo y una mente sanos.

Consigue y mantén un cuerpo saludable

Para desarrollar este método, conté con la ayuda de mi madre. Tres años antes de escribir este libro, mi madre sufría de ciática y de dolor de caderas. Le costaba levantarse de la cama a diario y, para bajar las escaleras, necesitaba apoyarse en la pared.

Durante esa época, estaba aprendiendo sobre mi propio cuerpo en el taller AWARENESS ANATOMY® de STUDiO PiVOT y empecé a probar algunos ejercicios con mi madre.

Tenía más de sesenta años y, además, sufría dolores crónicos, por lo que los ejercicios debían ser sencillos. Finalmente, me decanté por algunos movimientos que creía que podría practicar en su casa a diario. Con el tiempo, su postura mejoró y los dolores disminuyeron.

Ahora, no le cuesta levantarse de la cama y baja las escaleras sin apoyarse en ninguna superficie. Apenas le duelen las caderas y, cuando siente algún tipo de molestia, realiza los ejercicios de este método para corregir la postura.

Tengas la edad que tengas, si eres capaz de mantener una postura correcta, gozarás de buena salud y disfrutarás de la vida. Mi madre, a quien antes le costaba levantarse de la cama, ahora disfruta viajando por todo el mundo.

Disfruta de la vida con un cuerpo sano y esbelto

Antes, mi madre encogía los hombros y caminaba con las puntas de los pies mirando hacia fuera. No le gustaba verse las varices en las piernas y llevaba medias de compresión.

Sin embargo, ahora tiene el pecho mucho más abierto y las piernas más rectas, por lo que camina mucho mejor. Además, su circulación mejoró y ahora no necesita las medias de compresión.

Corrige tu postura, ponte en forma y disfruta de la vida con un cuerpo sano y esbelto.

¿A qué estás esperando? Empieza hoy mismo.

Agradecimientos

Quiero dar las gracias a mi editorial japonesa, que insistió en que escribiera un libro de ejercicios distinto. También quiero mostrar mi agradecimiento a las personas que han colaborado en el proceso de edición de este libro, en especial a Hirayama y a Yuko Harada, profesores de STUDiO PiVOT, y a Kozumi, que me ha apoyado en todo momento. Por último, quiero dar las gracias también a mi familia por todos sus consejos.

Y a ti, por haber leído este libro. Espero que te ayude a conseguir el cuerpo sano y esbelto que siempre has querido.

Febrero de 2019,
Yoko Mizoguchi

Sobre la autora

Yoko Mizoguchi, también conocida como Hako, trabaja en LITHE LIFE STUDIO. Empezó a practicar *ballet* clásico a los siete años. Admiraba tanto los cuerpos de las bailarinas occidentales que se embarcó en un estudio sobre el cuerpo humano. Una lesión en la rodilla hizo que se interesara por la anatomía y la funcionalidad del cuerpo. Mientras practicaba yoga, pilates y *ballet* clásico, descubrió que la clave para obtener un cuerpo bonito y flexible residía tanto en la posición correcta de la pelvis como en las articulaciones de las caderas. En STUDiO PiVOT, se especializó en el programa AWARENESS ANATOMY®, que se centra en aprender a escuchar al cuerpo para comprender sus necesidades. Al finalizar el programa, creó su método del ajuste corporal. Además, imparte clases *online,* organiza talleres, colabora con medios de comunicación y participa en conferencias y programas de televisión.

Esperamos que haya disfrutado
de *Un cuerpo perfecto en 3 minutos,*
de Yoko Mizoguchi,
y le invitamos a visitarnos
en www.kitsunebooks.org,
donde encontrará más información
sobre nuestras publicaciones.

Recuerde que también puede seguir
a Kitsune Books en redes sociales
o suscribirse a nuestra newsletter.